AF499858

LA

MÉDECINE ARABE

PAR

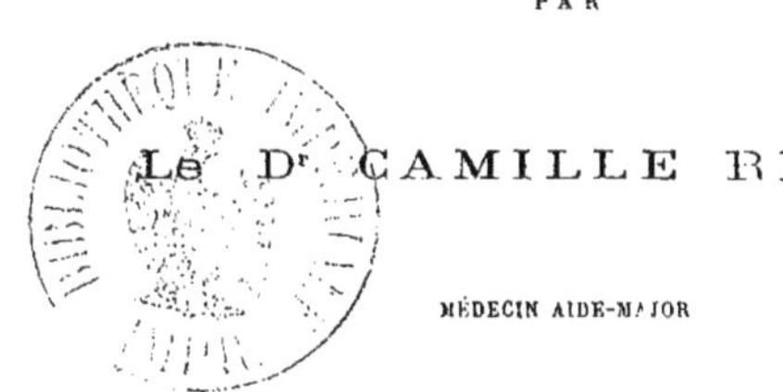

Le Dr CAMILLE RICQUE

MÉDECIN AIDE-MAJOR

PARIS

BENJAMIN DUPRAT

LIBRAIRE DE L'INSTITUT, DE LA BIBLIOTHÈQUE IMPÉRIALE ET DU SÉNAT,

DES SOCIÉTÉS ASIATIQUES DE PARIS, DE LONDRES, DE MADRAS,
DE CALCUTTA, DE SHANG-HAI ET DE LA SOCIÉTÉ ORIENTALE AMÉRICAINE DE NEW-HAVEN (ÉTATS-UNIS),

Rue du Cloître Saint-Benoît (rue Fontanes), 7

Près le Musée de Cluny.

1864

LA MÉDECINE ARABE

I

Attaché, pendant trois ans, au service des bureaux arabes, il m'a été donné, grâce à une fréquentation continuelle des indigènes, d'y faire une étude assez approfondie de la nature physique et morale de l'Arabe algérien. Quelques épisodes médicaux, pris çà et là dans mes notes et dans mes souvenirs, feront, je l'espère, apprécier, à leur juste valeur, l'esprit et le caractère de ce peuple, dont la perversité instinctive fait oublier qu'il est un des plus beaux et des plus intelligents de la terre.

Les haines traditionnelles de tribu à tribu, les animosités de famille, les rivalités et les dissensions d'intérêts, entretiennent dans les douars une sorte de guerre civile permanente. Aussi, extrêmement rares sur la personne d'Européens, les attentats sont-ils déplorablement fréquents entre indigènes. Quel livre piquant l'on écrirait en traduisant simplement les séances de *chekaïah*, où les Arabes de la circonscription viennent déférer leurs plaintes à la juridiction de l'officier adjoint chargé de la répartition de la justice aux plaideurs, étranges procès où le demandeur est rarement moins coupable que le défendeur!

Il en résulte que les constatations médico-légales, absorbant presque tous les instants des médecins de l'armée détachés dans les bureaux arabes, rendent ce service toujours très-actif, souvent même assez pénible.

Le temps n'ayant jamais été coté par les Arabes comme

une valeur vénale, nul d'eux n'hésitera devant la perspective d'un voyage, quelque long qu'il soit, entrepris pour obtenir un remède ou la réparation d'un dommage quelconque, réel ou imaginaire.

Quelle que soit l'époque de l'année, tous les jours, à l'exception du dimanche, une multitude d'indigènes est, dès le matin, réunie dans la cour du bureau arabe, soit pour ses affaires, soit pour cause de maladie de lui ou des siens. Assis sur leurs talons, occupés à faire rouler dans leurs doigts les grains de leur *s'b*[illegible] (chapelet), ils attendent, sans impatience comme sans hâte, l'arrivée de l'adjoint ou du médecin, selon le motif qui les a amenés à la ville.

Dès que l'un des deux apparaît, la foule semble frappée d'un courant électrique : les fantômes déguenillés s'agitent dans leurs suaires de laine jaunâtre et se précipitent sur les pas du nouveau venu. Cette houle humaine envahirait toutes les salles, n'était la présence d'un spahi de garde, qui contient ce débordement à l'aide de la voix et du geste.

Nous n'avons à nous occuper ici que de ceux qui sont venus chercher une consultation et des remèdes. Hâtons-nous d'ajouter que très-souvent un double motif les a amenés à la ville, et que même, coïncidence surprenante, tel individu était venu pour une affaire d'intérêt majeur, quand, à la vue de l'uniforme du médecin, il a senti s'éveiller en lui le souvenir d'une non moins grave maladie passée, présente, ou... à venir, et réciproquement pour le vrai malade, qui, à l'aspect de l'adjoint, se rappelle inopinément un ancien grief contre son voisin (quel est le voisin à qui l'on n'a pas à reprocher quelque méfait?)!...

Les malades ou soi-disant tels sont donc à la porte de la pièce qui sert au médecin militaire de cabinet, de salle de visite et de pharmacie; le spahi de garde ne laisse pénétrer les individus que l'un après l'autre. Alors s'établit invariablement le dialogue suivant : « Que veux-tu? — Un remède. — Pour quoi? pour la tête, ou le ventre, etc.? Est-ce pour toi? — Oui, ou non, pour quelqu'un de ma maison,

وحد في بيتي (sa femme, que les convenances empêchent de désigner autrement).

Voilà les seuls éclaircissements qu'il soit possible d'obtenir de notre Arabe ; n'allez pas, ainsi que j'avais le tort extrême de le faire à mon début, n'allez pas lui demander : « Mais, quelle espèce de maladie : de la tête, du ventre, etc. ? » vous n'obtiendriez que la réponse stéréotypée : « Tu es médecin, tu dois le savoir ; moi, je ne le suis pas. » Allez donc, sur une base aussi positive, instituer un traitement, ou même simplement prescrire un médicament quelque peu actif !...

Du reste, si les renseignements font défaut, en revanche rien n'égale la bonne volonté et la docilité du malade, tant que vous n'exigerez pas de lui un traitement prolongé ou un régime diététique suivis régulièrement. S'il ne guérit pas, il ne fera retomber l'insuccès ni sur le médecin, ni sur le remède : « Dieu ne l'a pas voulu, ماقي خاتر الله. » Il en résulte que si, dès les premières doses, un effet marqué ne s'est pas produit, le traitement est abandonné et le malade a recours aux bons offices d'un marabout ou d'un taleb quelconques, qui, moyennant une somme proportionnée à la gravité du mal, lui délivre une *baraka*, amulette consistant en quelques versets du Coran, inscrits sur un morceau de papier qui est enfermé dans un sachet de cuir, destiné à être porté suspendu au cou jusqu'à parfaite guérison. Si la maladie vient à guérir, la réputation de sainteté du marabout est exaltée aux dépens du médecin chrétien ; si le malade meurt, c'est que sa foi étai chancelante, et la vertu de la *baraka* n'en reçoit aucune atteinte.

Le dernier mot de la résignation fanatique à laquelle l'Islam a voué ses sectateurs, me paraît résider dans la réponse que me fit, un jour, un vieux marabout à qui je proposais un traitement pour la cure d'un horrible ulcère siégeant à la jambe, dénudée presque entièrement. « A quoi bon tes remèdes? s'écria-t-il dans un accès de religieuse indignation ; i Dieu veut que je guérisse, crois-tu qu'il en ait besoin pour cela ? Si Dieu ne le veut pas, je ne suis pas un impie pour aller contre sa volonté ou m'imaginer que tu es plus puissant que lui.... »

II

L'Arabe est naturellement doué d'une résistance à la douleur et d'une énergie constitutionnelle presque incroyables. Le fait suivant pourra en donner une idée.

Revenant un soir d'une course dans les tribus, je rencontre, à un kilomètre de la ville, deux hommes à cheval, précédés, selon l'usage, d'une femme à pied, appuyée sur un long bâton. L'un des Arabes s'approche du spahi qui m'accompagne et lui demande s'il sait à quelle heure, le lendemain, le médecin sera au bureau. A ces mots, je prends la parole et m'informe du motif de cette question. « C'est que mon frère et moi nous lui conduisons notre sœur, que son mari a frappée de coups de couteau. » La femme s'avance, et, soulevant son haïk, me montre une vaste plaie à l'épaule, béante et de dimension à laisser introduire la main. « D'où viens-tu ainsi, femme, et comment as-tu pu marcher? — Je viens des Oulad-Cheik, et j'en suis partie ce matin, avec mes frères, au lever du soleil. »

La tribu des Oulad-Cheik est à 72 kilomètres de M..., et l'on était au mois de juillet. Pas une plainte ne sortit de la bouche de la malheureuse, que, malgré ses instances et ses supplications, je fis conduire de suite à l'hôpital militaire.

Pendant l'hiver de cette même année, j'assistai à une chasse au lion, dans la tribu des Mathmatas. L'ancien caïd, El-Ouazzâni, prévenu par un de ses serviteurs que l'animal a été trouvé, dans un buisson, couché et endormi, saisit son fusil et y introduit une forte charge de poudre et deux balles, ignorant que son frère l'a déjà chargé avec du plomb à perdrix. El-Ouazzâni aperçoit le lion, fait feu, et l'arme, qui est un vieux fusil de munition à silex, éclate et lui emporte une partie de la main. Prévenu de l'accident, je me rends à la tente du blessé, que je trouve couché sur des coussins, le bras enveloppé de terre glaise et d'attelles en roseaux maintenues par des lanières en peau de chèvre, pansement primitif que lui a appliqué un vieux kabyle, praticien de la tribu ; j'enlève le tout et je découvre une affreuse blessure : de la main mutilée il ne reste que le pouce et quelques fragments d'os, qu'il est urgent d'extirper pour régulariser la plaie.

« Veux-tu que je t'endorme ? dis-je à El-Ouazzâni ; car je dois te prévenir que tu vas beaucoup souffrir.

— Suis-je une femme ou un enfant? me répond l'Arabe. Fais et prends ton temps. »

Il se met sur son séant, soutenu par deux des assistants, et je commence l'opération, qui dure plus de dix minutes. Pas un muscle de la figure du blessé ne trahit un sentiment de douleur ; de sa main saine, il n'a pas cessé un instant de porter à sa bouche une cigarette de tabac, que son frère préparait et remplaçait à mesure qu'elle était consumée. Quand tout fut terminé, El-Ouazzâni murmura : « Louange à Dieu ! » se recoucha, me remercia de la main et s'endormit.

III

Dans les constatations médico-légales, la première des précautions à prendre est de se tenir en garde contre toute assertion émanant de la bouche d'un Arabe quel qu'il soit. Le mensonge, l'astuce et la dissimulation sont si intimement inhérents à la nature morale de l'Arabe qu'ils sont devenus chez lui une sorte d'instinct congénital. Dans notre société chrétienne et civilisée, il est un proverbe vulgaire : « La vérité sort de la bouche des enfants. » Dans la société musulmane, si l'on peut abuser à ce point de cette dénomination, le mensonge grossier, inutile, sans but ni motif déterminés, est la première idée que l'enfant s'essaye à balbutier. J'en citerai un exemple.

Dans le courant de l'année 1860, je fus appelé dans la

tribu des Attafs, pour y faire des recherches médico-légales au sujet de la mort d'un certain El-Morsli-ben-Ahmed, dont la femme était gravement soupçonnée de s'être débarrassée d'un vieux mari, afin de pouvoir épouser en toute liberté son jeune *khou.* C'est par cet euphémisme naïf, خويي (mon frère), que les femmes arabes des douars désignent leur amant [1]. D'après la voix publique, la jeune enfant d'El-Morsli aurait déclaré que son père s'était suicidé en sa présence.

J'examine le prétendu suicidé et je vois tout d'abord que la mort est due à un coup de feu. La balle est entrée entre les deux épaules, à la région dorsale, et est sortie à gauche, à la hauteur de la hanche, après avoir traversé obliquement, de haut en bas, toute la poitrine ; la direction et le trajet de la balle démontrent donc clairement, ce dont j'étais convaincu préalablement, car les Arabes ne se tuent pas, que la mort du vieillard doit être attribuée à un crime et non à un suicide.

Je dis à l'aga, qui assistait à l'examen du cadavre, de m'amener la fille du mort, désirant l'interroger moi-même. Je sors du gourbi où le mort est déposé, et je m'avance au-devant de l'enfant, qui me paraît âgée de sept à huit ans au plus, et qui, d'un œil sec, suit sans hésitation une vieille femme qui est allée la chercher.

Avant de la questionner, je cherche à faire naître une impression humaine sur cette figure enfantine impassible : « Tu sais qui est couché là, mort et assassiné ? — Non, sidi. — C'est ton père. — Tu le dis, je le sais maintenant. — Est-ce vrai que tu as assisté à sa mort ? — Oui, sidi. — Raconte-moi comment cela s'est passé. — Mon père a pris un pistolet, l'a chargé et l'a tiré sur lui-même. — Tu mens ! en présence du corps de ton père, avoue la vérité. — Par la justice de Dieu ! ma bouche a dit vrai. — Mais ton père a été frappé par derrière et n'a pu se tirer lui-même ce coup de pistolet ; il

[1] Dans les crimes commis par des femmes, l'on a toujours à constater la coopération du *khou.*

est donc clair que tu mens et l'on va t'envoyer à M..., à la prison, où tu resteras jusqu'à ce que tu aies avoué. — Fais de moi ce que tu voudras; je ne sais rien, mais Dieu sait, والله اعلى et mon père s'est tué lui-même, تلل روحه. »

Conduite le lendemain à la ville, l'enfant fut interrogée de nouveau et répéta la même histoire; enfermée pendant plusieurs jours, elle ne varia pas dans ses réponses. Sur ces entrefaites, divers incidents firent découvrir les auteurs et les circonstances du crime, concerté entre la femme d'El-Morsli et son *khou* et exécuté par ce dernier. Les coupables confrontés avouèrent, en rejetant l'incitation l'un sur l'autre. L'enfant est ramenée au bureau arabe et on lui déclare que ses dénégations sont désormais inutiles : « Cela ne fait rien : وما كن حجة répond-elle; mon père s'est tué lui-même, اكتل روحه ! »

Ainsi, cette enfant avait menti en présence du cadavre de son père, qui la chérissait, et qui, extrêmement pauvre, non-seulement se privait de tout, mais s'imposait un travail excessif pour son âge, afin de lui procurer des superfluités (elle portait aux poignets des bracelets d'argent). Ce ne pouvait être pour défendre sa mère, qui ne l'aimait pas et la battait impitoyablement; le *khou* l'aidait dans cette besogne, et le corps de la petite Arabe portait les stigmates des mauvais traitements contre lesquels son père, en raison de son grand âge, était impuissant à la protéger...

IV

Les cas d'avortement ne parviennent que très-rarement à la connaissance de l'autorité française. Le mystère dont s'enveloppe la vie de famille chez les peuples musulmans, la répugnance qu'ils éprouvent à traiter, surtout en présence des étrangers à la foi de l'Islam, de toute question où la femme se trouve mêlée, même incidemment, le peu de gravité qu'ils attribuent à ce crime, toutes ces causes réunies font que ce n'est que dans des circonstances tout à fait exceptionnelles que les coupables sont déférés aux tribunaux. Il faut pour cela qu'un motif d'intérêt pécuniaire, cet argument irrésistible chez les Arabes, vienne s'y glisser. Alors tous les scrupules sont levés; l'espoir d'une rémunération matérielle fait taire les sentiments d'orgueil du musulman le plus chatouilleux et délie la langue la plus rebelle. Le fait suivant sera la preuve de ce que j'avance.

Un Arabe de grande tente, un certain Bou-Zian, de la tribu des Oulad-Abbou, partit pour aller faire le pèlerinage de la Mecque. Avant son départ, il laissa sa femme dans sa propre famille, après lui avoir remis une somme suffisante à son entretien pendant tout le temps qu'il serait absent. La visite à la Kaabah, les prosternations devant la pierre noire et les ablutions au puits Zemzem étant terminées, notre homme ayant bien et dûment acquis le droit de faire précéder son nom du titre révéré de El Hadj, se mit en devoir de retourner au pays natal. Près d'une année s'était écoulée depuis son départ, et il se berçait de l'espoir de retrouver sa brune Pénelope, sinon péniblement affectée par les tourments de l'absence, du moins constante, entourée qu'elle était d'argus intéressés à l'empêcher de manquer à ses devoirs envers le maître qui l'avait achetée à beaux deniers comptants.

Mais c'est surtout dans les douars qu'une surveillance rigoureuse est difficile; la trop légère épouse sut mettre en défaut la vigilance de ses gardiens et finit par s'apercevoir qu'elle portait dans ses flancs le gage de sa faiblesse. La faute ne pouvait plus se cacher le jour où la renommée répandit dans les tribus la nouvelle de l'arrivée à Marseille du navire qui ramenait les pèlerins. Qu'on s'imagine la consternation dont furent frappés les infortunés parents, partagés entre la tendre affection qu'ils portaient à leur fille et la douleur poignante d'être astreints à restituer le don nuptial à un époux outragé qui a le double droit, suivant la législation musulmane, de laver son honneur dans le sang, et de réclamer l'argent d'un marché, résilié pour inexécution des clauses obligatoires! Cependant tout n'est peut-être pas désespéré; l'esprit des femmes est fertile en expédients, et la mère éplorée a l'idée de conduire la coupable à une vieille négresse, matrone du douar, laquelle veut bien consentir, moyennant quelques pièces de monnaie, à faire disparaître les preuves matérielles de culpabilité. L'opération a lieu; mais dans les tribus comme dans nos villes, c'est-à-dire dans toute agglomération d'individus opposés d'intérêts, il ne faut jamais compter sans la médisance ou la calomnie. Le malheureux El Hadj Bou-Zian avait à peine mis le pied sur le quai d'Alger que, grâce au zèle officieux de quelques-uns de ces excellents amis aussi empressés que bien intentionnés, comme il s'en rencontre toujours, il connaissait l'aventure jusqu'en ses plus petits détails.

Il arrive au douar, et comme c'était un homme très-avisé, ne fait pas d'éclat, dissimule son juste courroux et va consulter le caïd de sa tribu. Le caïd, fonctionnaire de grand sens et naturellement ennemi des moyens violents..., quand ce sont ses administrés qui les emploient à leur propre usage, lui donne le conseil prudent de porter plainte au bureau arabe : « Ta femme, lui dit-il comme conclusion, sera condamnée, et un bon jugement te fera sûrement rentrer dans tes débours. »

Les deux époux me sont amenés. El Hadj Bou-Zian, qui est très-loquace, me commence son récit avec une volubilité vertigineuse; par moments, il s'interrompt pour jeter un regard profond de mépris à la coupable, qui, accroupie près de la cheminée, paraît beaucoup plus occupée à passer en revue les détails de l'appartement, qu'effrayée de la gravité de l'accusation et des menaces suspendues sur sa tête.

Je parviens à grand'peine à arrêter ce torrent déchaîné de paroles et à poser ma première question au plaignant :

« Es-tu bien sûr que ta femme était enceinte et qu'elle a accouché par force (*bes s'if*) avant le temps révolu? »

Alors, avec un geste inimitable, l'ex-pèlerin saisit sa djebirah et en tire un fœtus de quatre à cinq mois, brun, racorni et comme séché au soleil, qu'il brandit d'un air triomphant...

Ayant examiné la femme, je reconnais, outre les traces d'un accouchement récent, les stigmates qu'avaient laissés les manœuvres criminelles de la main mal assurée de la noire matrone.

Ce fait est un de ces exemples que je pourrais multiplier à loisir, d'une vengeance véritablement arabe, c'est-à-dire froidement méditée et accomplie; au risque d'avancer une opinion qui pourra sembler paradoxale à bien des gens, je n'hésite pas à déclarer que, pour moi, l'Arabe est peut-être de tous les peuples de la terre le moins irascible et le moins enclin à céder à un premier mouvement. L'intérêt et l'astuce sont les deux seuls mobiles de ses actions; l'égoïsme fait le fond de son caractère ; il en résulte que, tous ses actes ayant leur raison d'être, vous ne le verrez jamais céder à un entraînement quelconque, bon ou mauvais; jamais vous ne le prendrez en défaut.

Cette perversité profonde d'instincts, exaltés par la réflexion, étant admise, on s'étonnera moins des raffinements de barbarie que je vais signaler :

Examinons le cadavre d'un homme assassiné : c'est vers la décapitation qu'ont tendu tous les efforts de l'assassin. Pourquoi cela? C'est qu'il a cherché à détruire chez son ennemi la vie de l'âme en même temps que celle du corps. Les musulmans portent au sommet du crâne une touffe de cheveux (شوشة), par laquelle Azraïm, l'ange de la mort, doit saisir le fidèle croyant pour l'emporter au séjour des élus. Le tronc et les membres du défunt décapité sont donc exclus des jouissances du paradis.

Si c'est une femme, les blessures seront multiples, peu graves, mais aussi douloureuses que possible, de manière à amener une mort atroce et lente ; l'arme est retournée dans la plaie : le meurtrier voulait ici la souffrance et non la dé collation de sa victime. Le motif précité n'existe plus : la femme est un être nul, déshérité et sans âme. Les houriahs ne sont pas admises dans le lieu de délices en récompense de leur vie terrestre, mais comme *objets de récompense* pour les fidèles croyants. Le rôle passif de la femme persiste par delà la vie.

V

J'ai déjà insisté sur la difficulté qu'éprouve le médecin à faire suivre un régime régulier à un Arabe, j'ajouterai qu'il est impossible d'espérer qu'une recommandation quelconque sera observée en son absence. Cela ne provient nullement d'un défaut d'intelligence, mais bien de son incurie fataliste ; les promesses et les protestations lui coûtent peu, mais il a la mémoire si courte !

Au mois de mai 1860, je traversais la tribu des Braz Kabyles, quand un jeune homme vint à ma rencontre, me priant de me détourner quelques instants de ma route pour voir son frère, dangereusement malade. J'y consentis volontiers et nous nous mîmes à gravir la montagne. Sur une plate-forme de rochers, véritable nid d'aigle, d'où l'on dominait toute la contrée, je suis reçu par un vieillard à barbe blanche, aux vêtements aussi propres que peuvent l'être ceux d'un Kabyle. « C'est El-Hadj-Kaddour mon père, » me dit le jeune homme qui m'avait amené. Après les salutations et les compliments d'usage, El-Hadj-Kaddour me conduit dans un gourbi, caché dans un massif d'oliviers sauvages, et j'y trouve, étendu sur un matelas, un véritable spectre, cadavre décharné respirant encore, que je reconnais miné par la dyssenterie.

Après avoir prescrit quelques soins hygiéniques, j'insiste sur la nécessité d'aliments aussi légers que possible et en petite quantité, et je promets d'envoyer le lendemain des remèdes par un cavalier du bureau arabe. En sortant du gourbi, je reproche au père et au frère de m'avoir mandé trop tard : « Vous ne devez pas ignorer, leur dis-je, qu'il y a à la ville un médecin de l'armée chargé de distribuer des soins aux Arabes, qui, aussi bien que les chrétiens, sont les enfants du sultan de France ; peut-être maintenant, celui qui est couché là serait en bonne santé, s'il eût plu à Dieu !

— Louange à Dieu ! répond le vieux marabout ; je ne sais rien, je ne quitte jamais la montagne, et, depuis le temps de la guerre, tu es le premier Français que mes yeux aient regardé.

— Mais ton second fils va au marché de la plaine, chez le caïd, à la ville ; pourquoi n'est-il pas venu me consulter ?

— C'était écrit par Dieu ! »

Je les quitte et m'apprête à remonter à cheval, quand je m'aperçois que j'ai laissé mes gants dans le gourbi. Je reviens sur mes pas, et quelle est ma stupéfaction en trouvant mon malade assis sur son séant, soutenu par son père agenouillé à son chevet, et attablé devant un vaste plat de couscoussou, surchargé de morceaux de viande de chèvre, tandis qu'un fidèle serviteur, accroupi au bord du matelas, s'efforce de faire avaler à son jeune maître d'énormes cuillerées de ce mets substantiel.

Le suicide est inconnu parmi les Arabes de la plaine; je n'en ai jamais entendu citer d'exemple bien authentique. Il n'en est pas de même chez les Maures, et tout me porte à croire que cet acte de désespoir doit être attribué non pas à l'importation de la civilisation, ainsi que n'ont pas craint de l'avancer sérieusement certains esprits chagrins, mais bien à l'abus des liqueurs fortes. Le suicide a fait son apparition dans la population musulmane des villes à mesure qu'elle s'est départie de la sobriété prescrite par le Coran. « Quel mal est comparable à l'alcool ! » s'écriait Edgard Poë, le grand poëte, le seul peut-être de l'Amérique, se mourant de cette horrible maladie qu'on appelle le *delirium tremens*.

L'alcool, dont une des suites redoutables est l'aliénation

mentale, a délivré des brevets de marabouts à bon nombre de ses trop zélés sectateurs, les fous étant, pour les Arabes comme pour tous les peuples primitifs, considérés comme inspirés de Dieu. Aussi, dès qu'il a été accrédité en qualité de marabout, l'infortuné continue, de plus belle, à se livrer à sa dégradante passion, sans que pour cela le respect dont il est entouré reçoive aucune atteinte. Il en est du marabout, chez les Arabes, comme du monarque constitutionnel des Anglais : il ne peut mal faire : *Cannot do evil!*...

Paris. — Imp. W. REMQUET, GOUPY et Cie, 5, rue Garancière.

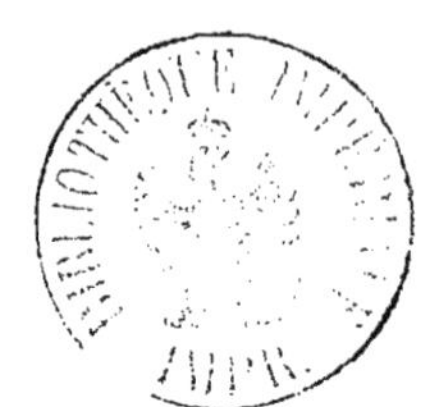

www.ingramcontent.com/pod-product-compliance
Ingram Content Group UK Ltd.
Pitfield, Milton Keynes, MK11 3LW, UK
UKHW012311240726
13966UKWH00005B/1799

9 782011 923813